ASSOCIATION FRANÇAISE

POUR

L'AVANCEMENT DES SCIENCES

CONGRÈS D'ALGER

1881

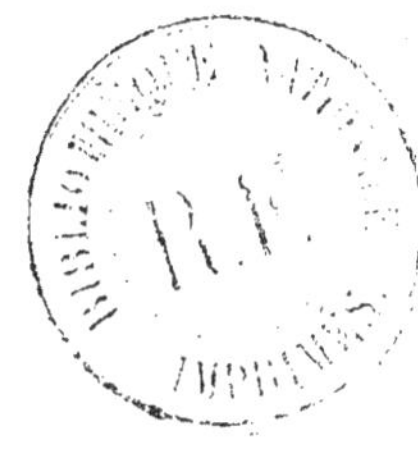

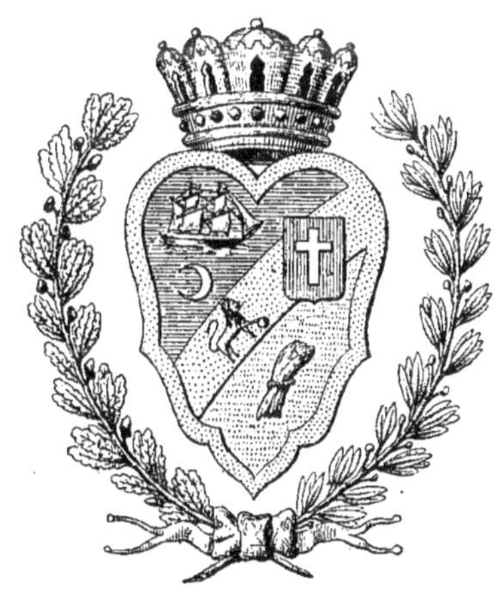

PARIS

AU SECRÉTARIAT DE L'ASSOCIATION

4, rue Antoine-Dubois, 4.

(PLACE DE L'ÉCOLE-DE-MÉDECINE.)

ASSOCIATION FRANÇAISE

POUR L'AVANCEMENT DES SCIENCES

Congrès d'Alger. — 1881.

M. A. HOUZÉ DE L'AULNOIT

Professeur de clinique chirurgicale à la Faculté de médecine de Lille.

APERÇU HISTORIQUE ET CRITIQUE DE 1876 A 1881
SUR LES PANSEMENTS A LA PÉRIODE ISCHÉMIQUE A L'AIDE DE L'ÉLÉVATION
VERTICALE DU MEMBRE CHEZ LES GRANDS OPÉRÉS
ET CHEZ LES BLESSÉS ATTEINTS D'HÉMORRHAGIES ARTÉRIELLES ET VEINEUSE

— Séance du 15 avril 1881. —

L'idée de recourir aux pansements à la période ischémique, à l'aide de l'élévation verticale du membre et de la pression du bandage, à la suite des amputations et des hémorrhagies artérielles et veineuses, est d'origine française et remonte déjà à près de cinq années ; c'est donc à tort que des chirurgiens même français n'ont pas hésité, l'année dernière, à en faire honneur à l'Allemagne.

C'est en 1876, à la Société de chirurgie, que j'attirai l'attention de mes collègues sur la possibilité de recourir à cette sorte de pansements, non moins pour les petites amputations que pour les grandes pratiquées sur les enfants et même sur les adultes (1).

(1) L'auteur. — De l'hémostase naturelle et définitive à la période ischémique à l'aide de l'élévation verticale du membre et de la pression du bandage, chez les petits et les grands amputés. (*Bulletin de la Société de chirurgie*, 13 décembre 1876, Paris.)

Après m'être adressé, en 1876, à la Société de chirurgie, je pensai que nulle tribune ne pouvait mieux porter au loin mes résultats, chaque jour plus nombreux et plus complets, que celle de l'Association pour l'avancement des sciences.

En 1877, le 25 août, je profitai de ma communication au Havre (1) sur de nouvelles études cliniques sur les grandes amputations sus et sous-périostées chez les adultes, pour rappeler tout le parti qu'on pourrait retirer de l'élévation verticale du membre comme puissant moyen d'hémostase naturelle et définitive, et je me crus autorisé à encourager de nouveau mes confrères à faire, à la période ischémique, tous les pansements consécutifs aux amputations des doigts, du pied, de l'avant-bras, chez l'adulte, et de la jambe, chez l'enfant, et d'essayer ce moyen en cas d'hémorrhagies artérielles ou veineuses.

Ce deuxième mémoire, pas plus que le premier, n'eut l'avantage de me valoir en France un seul coopérateur.

C'est qu'il ne m'avait pas encore été possible de fournir assez de preuves pour lutter contre les préceptes traditionnels et faire dévier le courant imprimé à la science par les savantes discussions soulevées en 1876 au sein de la Société de chirurgie.

Il suffit de dépouiller les bulletins de ses séances pendant cette année 1875, pour connaître le traitement adopté à cette époque, à la suite des hémorrhagies artérielles et quelle profonde modification l'élévation verticale lui a imprimée. On continuait de suivre les règles édictées par M. Le Dentu (2), le 3 février 1875, dans son rapport sur trois cas de plaies artérielles communiqués par M. Gaillard de Parthenay et dont la guérison avait été obtenue par la ligature. Un tel résultat était considéré, à cette époque, comme un beau succès, car, à la suite de sa première observation, malgré de nombreuses hémorrhagies consécutives, l'auteur déclare « que si, dans certains cas, les hémorrhagies de la paume de la main ne peuvent être arrêtées que très difficilement et nécessitent la ligature des deux artères de l'avant-bras, de l'humérale et même de l'axillaire, il en est aussi qui sont arrêtées par la ligature *d'une seule artère de l'avant-bras* ».

Loin de partager l'enthousiasme de M. Gaillard, M. Le Dentu ajoute : « conclusion un peu inattendue, il faut le reconnaître, puisque le soir même du jour où la ligature de la radiale avait été faite, l'hémorrhagie se reproduisit. J'avouerai qu'une guérison obtenue par une méthode thérapeutique au prix de dix hémorrhagies secondaires ne porte pas en elle des éléments suffisants de persuasion. »

(1) L'auteur. — Nouvelles études sur les amputations sus et sous-périostées et sur l'hémostase naturelle et définitive, à l'aide de l'élévation verticale du membre et de la pression du bandage. (*Congrès pour l'avancement des sciences*, 25 août 1877, session du Havre, p, 815.)

(2) *Bulletin de la Société de chirurgie*. — Février 1875, Paris.

Toutefois, M. Le Dentu avoue que : « sauf de bien rares exceptions, il faut poser en principe la nécessité de rechercher les bouts de l'artère divisée et ne se rabattre sur les autres moyens qu'en cas d'insuccès. »

A coup sûr, si on avait connu, en 1875, l'heureuse influence hémostatique de l'élévation verticale, MM. Le Dentu et Després, dont la pratique a été rapportée dans la thèse de M. Belhomme en 1875 (1), lui eussent donné tout d'abord la préférence, sauf, en cas de revers, à recourir à la ligature.

Sans nul doute, cette connaissance eût peut-être également modifié les opinions émises par la majorité de la Société de chirurgie, dans la séance du 21 juillet 1875, à la suite du rapport de M. Lannelongue, sur deux observations de plaies des artères humérale et tibiale antérieure recueillies par M. le docteur Cras, professeur à l'École de médecine navale de Brest (2).

Nos honorables collègues, impressionnés par le souvenir de nombreuses apparitions d'hémorrhagies secondaires, plusieurs jours après la production d'une plaie artérielle, et n'ayant pas encore eu leur attention attirée sur les précieux effets hémostatiques de l'élévation verticale des membres, combattirent énergiquement l'expectation et, d'un accord presque unanime, déclarèrent qu'on ne devait jamais hésiter, que la plaie donnât ou ne donnât pas de sang, à faire la ligature des deux bouts divisés. MM. Lannelongue et Polaillon furent également d'avis qu'on devait recourir à cette opération, mais seulement en cas d'hémorrhagie ; si le sang était arrêté, mieux valait s'abstenir et maintenir le malade en observation.

A la fin de cette discussion, M. Larrey se rangea en partie du côté de ces deux chirurgiens et leur fit la concession suivante :

« Pour moi, dit-il, je suis, depuis longtemps, partisan de la ligature primitive des deux bouts dans la plaie quand les deux bouts artériels donnent du sang, ou en ont donné récemment, tout en reconnaissant qu'il est possible d'essayer l'hémostase par d'autres moyens, lorsque les artères divisées sont peu importantes, et n'exposent pas à des némorrhagies considérables. »

M. Perrin, tout en ne niant pas la possibilité d'hémorrhagies après la ligature, terminait son discours en disant :

Pour me résumer d'un mot, je concède que la ligature des deux pouts dans la plaie ne soit pas infaillible, mais je soutiens qu'elle vaut mieux qu'autre chose. »

____

(1) Belhomme. (*Essai sur le traitement des hémorrhagies artérielles de la main et de la partie inférieure de l'avant-bras.* — Thèse inaug., 3 juin 1875, Paris.)

(2) *Bulletin de la Société de chirurgie.* — Séance du 21 juillet 1875, Paris.)

Quant à M. Giraldès, il fut plus absolu que M. Perrin, et déclara hautement « qu'il approuvait sans réserve la conduite de M. Cras qui avait lié le bout inférieur de l'artère tibiale quoique l'hémorrhagie fût arrêtée. »

En rappelant cette importante discussion, mon seul but, tout en rendant hommage au savoir de mes honorables collègues de la Société de chirurgie, est de bien préciser quel était l'état de la science au 21 juillet 1875. Pour arrêter les hémorrhagies artérielles, de l'aveu de nos plus grands chirurgiens, on ne songeait qu'à la ligature et à la compression, et ce dernier moyen offrait si peu de sécurité qu'on n'hésitait pas à adopter le premier.

Cette double citation, qu'il me serait facile de corroborer d'une très intéressante observation de plaie des arcades palmaires, publiée, en 1875, par M. le professeur Gross, de Nancy (1), me permet donc d'affirmer, qu'avant 1876, aucun chirurgien ne songeait à utiliser l'élévation verticale pour combattre les hémorrhagies des arcades palmaires et que la ligature était encore le principal moyen de traitement, comme à l'époque d'Ambroise Paré, de Desault, de Boyer, de Dupuytren et de Velpeau.

Le concours que ne pouvaient m'accorder mes compatriotes, encore sous l'influence des préceptes de la Société de chirurgie, devait m'être fourni, après dix-huit mois d'efforts, par un étranger, sous les yeux duquel le volume du Congrès du Havre avait probablement paru.

M. Lister, en juin 1878, en fit l'objet d'une communication à l'Académie de médecine de Paris, et, tout en insistant sur les effets physiologiques de l'élévation verticale du membre, rapporta que c'était un puissant moyen d'hémostase. Pour mieux convaincre ses confrères, il rappela que, dans un cas de désarticulation du poignet, où il n'avait pu trouver l'artère cubitale qui continuait à donner du sang, il l'avait rendue exsangue en recourant à l'élévation verticale de l'avant-bras et du bras.

M. Gosselin, frappé de cette déclaration, voulut en faire l'essai pour arrêter des hémorrhagies de la paume de la main et eut la satisfaction, en novembre et décembre 1878, de les voir disparaître sur trois sujets, grâce à ce simple mode d'hémostase.

Cet éminent professeur conseilla à un de ses élèves, M. Zigliara, d'en faire le sujet de sa thèse inaugurale (2). Les premières recherches de ce jeune confrère le mirent en présence des deux mémoires que j'avais présentés, en 1876, à la Société de chirurgie et, en 1877, au Congrès du Havre ; et m'honorant alors d'une démarche qui était le premier témoignage d'une reconnaissance de ma priorité, et dont je ne puis encore aujourd'hui oublier l'agréable impression, M. Zigliara me pria de lui communiquer mes observations ainsi que celles de mes élèves.

(1) Gross. *Observation de clinique chirurgicale.* — 1875, J.-B. Baillière, Paris.)
(2) Zigliara. (*Recherches sur hémostase par l'élévation des membres combinée avec la compression.* — Thèse inaug. 1879, Paris.)

M. Després eut également recours, en 1879, avec succès à l'élévation dans deux cas d'hémorrhagie de la main (1).

Malgré cette nouvelle publicité, nul en France ne songea ou n'osa faire des pansements à la période ischémique pour des amputations autres que celles des doigts.

C'est encore l'étranger qui devait se charger de justifier les avantages de l'élévation verticale des membres et vulgariser les pansements à la période ischémique chez les grands amputés.

En 1880, le 7 du mois d'avril, M. Esmarck, au congrès de Berlin (2), publia son mémoire sur les opérations sans perte de sang, à l'aide de l'élévation verticale, dans lequel pas un nom n'est cité, pas une date n'est rappelée. Sa conversion ne devait remonter qu'à quelques mois, car, dans son traité de *Chirurgie de guerre* publié en 1879, il n'est nullement fait mention de ces sortes de pansements, et (p. 188) on constate qu'il agissait encore suivant les anciennes traditions.

A la voix du professeur Esmarck, toute l'Allemagne s'émut de ce mode de pansement et, actuellement, nous avons la satisfaction de le voir adopté d'une manière générale.

Voilà les diverses phases que les pansements à la période ischémique, avec l'aide de l'élévation verticale, ont parcouru depuis 1876.

M. Pruvost, un des élèves les plus distingués de la Faculté de Lille, vient d'en faire l'objet de sa thèse inaugurale (3). Pour hâter l'adoption de cette méthode en Algérie, je n'ai pas hésité à venir encore lui prêter mon faible appui, convaincu, comme en 1877, au Havre, que, grâce à l'Association, notre chère colonie ne tarderait pas à en tirer profit en faveur de ses blessés. J'ai pensé que c'était une des meilleures manières de reconnaître la gracieuse hospitalité qu'elle daigne nous accorder aujourd'hui.

Pour ne pas dépasser les bornes de votre bienveillante attention, je me contenterai de rappeler les titres des observations dans lesquelles j'ai eu recours à ce mode de pansement.

Dans un travail actuellement sous presse se trouveront rapportées, *in extenso*, ces mêmes observations recueillies par MM. les docteurs Richard, Zigliara, Després, Crasquin, Pruvost et par mes élèves Martin, Fibich et par moi, ainsi que de nombreuses observations de guérison d'ostéite épiphysaire par l'anémie osseuse résultant de l'élévation verticale du membre aidée de l'immobilisation prolongée avec l'appareil silicaté.

Avant de terminer cette étude, je crois utile de rappeler que j'ai été témoin de trois causes qui peuvent, malgré l'élévation des membres,

(1) Després. (*Bulletin de la revue de thérapeutique.* — 30 janvier 1880, Paris.)

(2) Esmarck, *Des opérations sans perte de sang.* (*Gazette médicale*, 23 août 1880, Paris.)

(3) Pruvost. (*Traitement des hémorrhagies artérielles et veineuses des membres au moyen de l'élévation verticale aidée de la suspension et de la compression du bandage.* — Thèse inaugurale, 6 avril 1881, Lille.)

entretenir l'hémorrhagie et contre lesquelles le chirurgien peut facilement intervenir. Ce sont :

1° Une trop forte compression du bandage au-dessus du foyer hémorrhagique ;

2° Un épanchement de sang sous la peau ou sous l'aponévrose par le fait de la pression du pansement et comprimant les veines au-dessus de la plaie ;

3° L'étranglement des parties molles, par suite de l'inflammation des tissus situés entre les vaisseaux divisés et la partie supérieure du membre.

Il sera toujours facile de combattre ces trois causes qui provoquent et entretiennent les hémorrhagies.

Contre la première, il m'a suffi de desserrer le bandage et contre les deux autres de débrider afin de faire écouler le sang infiltré, ou de lever l'étranglement entretenu par l'inflammation ou par une suppuration profonde.

Il est bon d'être prévenu de ces trois causes d'arrêt de la circulation veineuse qui peuvent compromettre les excellents résultats qu'on est en droit d'espérer de l'élévation verticale du membre.

Nous résumons, à la fin de ce travail, les observations dans lesquelles on a recouru, toujours avec succès, à la période ischémique chez des opérés, au pansement immédiat sans ligature ou avec ligature des gros troncs artériels et au pansement simple chez des blessés atteints d'hémorrhagie artérielle et veineuse des membres supérieurs et inférieurs à l'aide de l'élévation verticale et de la pression du bandage.

Ce résumé comprend la relation de vingt cas, dans lesquels on a eu recours à l'élévation verticale du membre, dans des cas de section complète ou incomplète d'artères de moyen calibre provoquée par des amputations ou des accidents.

Ces vingt cas comprennent :

Quatre grandes amputations, dont une de l'avant-bras au tiers moyen ; une désarticulation du poignet chez un adulte, et une de jambe au tiers supérieur, chez un enfant (1), et une autre, chez un adulte, avec ligature seulement des gros troncs.

Sept amputations de doigts.

Six cas d'hémorrhagies de la main ou de l'avant-bras. Deux résections très étendues du tibia.

Tous ces cas ont été suivis de guérison.

---

(1) Depuis la lecture de ce travail, l'auteur fit une deuxième amputation de jambe au tiers supérieur sur un enfant âgé de 9 ans. Le pansement eut lieu à la période ischémique sans aucune ligature. Le membre, sitôt l'enlèvement de la bande élastique, fut placé dans une position verticale, et aucune tache de sang n'apparut sur les pièces du pansement.

Sur mon conseil, M. le Dr Leroy, de Béthune, eut la satisfaction, en recourant à l'élévation verticale du membre, d'arrêter une hémorrhagie de l'artère radio-palmaire sectionnée par un coup de couteau.

OBSERVATIONS DE PANSEMENTS FAITS A LA PÉRIODE ISCHÉMIQUE
OU A LA SUITE D'HÉMORRHAGIES, A L'AIDE DE L'ÉLÉVATION VERTICALE DU MEMBRE

Observation 1. — *25 novembre 1876.* — X..., 25 ans, sexe féminin. — Écrasement des doigts : index, médius et annulaire de la main droite; amputation sous-périostée des premières phalanges de l'index et du médius, désarticulation phalango-phalangienne de l'annulaire avec pression de 7 kilogr. sur le bras. Hémostase naturelle et définitive obtenue par l'élévation verticale du membre, par Houzé de l'Aulnoit.
(*Communiqué à la Société de chirurgie*, t. II, p. 802, 13 décembre 1876.)

Observation 2. — *10 décembre 1876.* — B..., 4 ans et demi, sexe masculin. — Amputation sous-périostée au tiers supérieur de la jambe droite, pour une tumeur blanche du genou. — Pansement définitif à la période ischémique. Hémostase naturelle obtenue par l'élévation verticale dn membre, par Houzé de l'Aulnoit.
(*Communiquée à la Société de chirurgie*, t. II, p. 805, 13 décembre 1876.)

Observation 3. — *3 mars 1877.* — D..., 42 ans, sexe féminin. — Amputation sus et sous-périostée au tiers moyen de l'avant-bras, sur une femme atteinte d'une arthrite purulente du poignet, consécutive à une fusée, le long de la gaine du fléchisseur de l'auriculaire. Hémostase naturelle et définitive à l'aide de l'élévation verticale du membre et de la pression du bandage, par Houzé de l'Aulnoit (*Moulage présenté au Congrès du Havre, en 1877*, p. 819).

Observation 4. — *28 mars 1877.* Fournier, Pauline, 14 ans et demi, sexe féminin. — Désarticulation sous-périostée métacarpo-phalangienne de l'index droit, consécutive à un panaris profond. (Observation recueillie par M. Richard, interne de service.) Hémostase naturelle et définitive par l'élévation verticale du membre, par Houzé de l'Aulnoit (*Thèse de Zigliara*, p. 48).

Observation 5. — *3 avril 1878.* — Valgrave, Aug., 16 ans, sexe masculin. — Évidement du tibia gauche atteint d'ostéite épiphysaire double, avec séquestre invaginé dans l'intérieur de la diaphyse. Hémostase par l'élévation verticale du membre et la compression, par Houzé de l'Aulnoit. (Recueillie par M. Martin, interne de service. *Thèse de Crasquin*, p. 41.)

Observation 6. — *26 avril 1878.* — Delécaille, Alph., 8 ans, sexe masculin. — Carie fongueuse du premier métatarsien droit. Désarticulation sous périostée. Hémostase naturelle à la période ischémique, par Houzé de l'Aulnoit. (Observation recueil.ie par M. Richard. *Thèse de Crasquin*, p. 55.)

Observation 7. — *24 juin 1878.* — Geyser, 23 ans, sexe masculin. — Plaie contuse avec écrasement de l'index et du médius droit; désarticulation de l'index; ischémie réglementée ; hémostase naturelle à la période anémique, par Houzé de l'Aulnoit. (Observation de M. Richard. *Thèse Crasquin*, p. 59.)

Observation 8. — *14 novembre 1878.* — Vermeeche, Cor., 30 ans, sexe féminin. — Plaie de la paume de la main, avec blessure artérielle et hémorrhagie abondante ; traitement par l'élévation verticale du membre et de la compression, par Gosselin (*Thèse de M. Zigliara*, 1879, p. 40).

Observation 9. — *9 décembre 1878.* — Labarre, 46 ans, sexe masculin. — Plaie de la radiale à son extrémit´ p ériqu avec hémorrhagie abondante ;

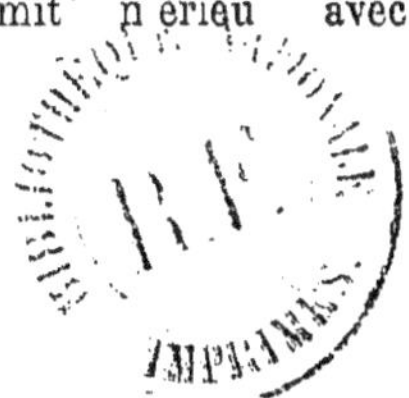

traitement par l'élévation verticale du membre, combinée avec la compression, par Gosselin. (*Thèse de M. Zigliara*, 1879, p. 41.)

Observation 10. — *12 décembre 1878*. — Kalk, Théophile, 22 ans, sexe masculin. — Plaie artérielle de la paume de la main, causée par des éclats de verre. Hémorrhagie abondante ; élévation du membre et pressions combinées, par Gosselin. (*Thèse de M. Zigliara*, p. 42).

Observation 11. — *10 février 1879*. — Coquelin, Adolphe, 26 ans, sexe masculin. — Plaie de l'artère radiale à son extrémité inférieure. Hémorrhagie abondante ; traitement par l'élévation du membre et la compression. Anévrisme faux primitif. Ligature, par Gosselin. (*Thèse de M. Zigliara*, p. 43.)

Observation 12. — *1879*. — X... — Plaie de la main, par Després (*Revue de thérapeutique*, 30 janvier 1880).

Observation 13. — *1879*. — X... — Hémorrhagie de la paume de la main par Després (*Bulletin de la revue de thérapeutique*, 30 janvier 1830).

Observation 14. — *17 juin 1880*. — G..., 12 ans, sexe masculin. — Désarticulation métacarpo-phalangienne de l'auriculaire gauche pour un enchondrome de la première phalange du doigt, du volume d'un œuf de poule, à l'hôpital Sainte-Eugénie. Pansement à la période ischémique. Hémostase par l'élévation verticale du membre, par Houzé de l'Aulnoit (*Thèse de M. Pruvost*).

Observation 15. — *19 juillet 1880*. — Blondel, Rosalie, 14 ans, sexe féminin. — Amputation sous-périostée de l'index gauche, à l'hôpital Sainte-Eugénie, par un écrasement du doigt dans un engrenage, le 19 juillet 1880. Pansement immédiat à la période ischémique. Hémostase naturelle et définitive obtenue sans aucune ligature ni forci-pressure, par l'élévation verticale du membre, aidée de la pression du bandage et de l'immobilisation, par Houzé de l'Aulnoit.

Observation 16. — *9 novembre 1880*. — L..., Charles, 55 ans, sexe masculin. — Panaris profond de l'annulaire de la main gauche. Amputation sous-périostée à un seul lambeau externe, position élevée du membre avec suspension, pendant et après l'opération. Guérison, par Houzé de l'Aulnoit (*Thèse de M. Pruvost*, p. 43).

Observation 17. — *8 décembre 1880*. — W..., 17 ans, sexe masculin. — Désarticulation du poignet. — Pansement à la période ischémique sans ligature d'artères, position verticale du membre, par Houzé de l'Aulnoit (*Thèse de M. Pruvost*, p. 46).

Observation 18. — *11 décembre 1880*. — C..., 11 ans, sexe masculin. — Désarticulation du gros orteil gauche pour un chevauchement, à l'hôpital Sainte-Eugénie. Hémostase naturelle et définitive à l'aide de l'élévation verticale du membre. Pansement à la période ischémique, par Houzé de l'Aulnoit (*Thèse de M. Pruvost*, p. 42).

Observation 19. — *4 mars 1881*. — D..., 33 ans, sexe masculin. — Fracture comminutive des deux os de la jambe droite, compliquée d'écrasement et de déchirures de toutes les parties molles. Amputation sous-périostée au tiers supérieur de la jambe ; ligature des deux artères principales ; pansement à la période ischémique. Élevation verticale du membre, par Houzé de l'Aulnoit (*Thèse de M. Pruvost*, p. 54).

Observation 20. — *7 mars 1881*. — L..., 14 ans, sexe masculin. — Ostéite épiphysaire. Évidement du tibia à la partie inférieure et à la partie supérieure.

Pansement à la période ischémique. Hémostase naturelle et définitive obtenue par la position verticale et la compression, par HOUZÉ DE L'AULNOIT (*Thèse de M. Pruvost,* p. 50).

RÉSUMÉ

Le pansement à la période ischémique, à la suite des grandes et petites amputations, à l'aide de l'élévation verticale du membre, est une méthode française, dont l'origine ne remonte qu'à 1876.

Ses éléments de succès consistent :

1° A l'aider de la suspension, de l'immobilisation et de la pression du bandage ;

2° A éviter les pressions inconscientes du tube d'Esmark, et à ne produire l'ischémie qu'avec la bande réglementée, afin de ne pas dépasser le but utile et de se mettre ainsi à l'abri des paralysies nerveuses, cause à peu près unique des hémorrhagies capillaires ;

3° A combattre la septicémie par un agent antiputride. Cet agent, pour nous, depuis près de huit ans, est l'eau salée tiède à 22^c et à $8°$ aréomètre Baume, que nous employons, non moins pour les pansements que pour les lavages et les bains de toutes les plaies qui suppurent ;

4° A éviter tout arrêt de la circulation veineuse pouvant provenir de la trop forte pression du bandage, du gonflement inflammatoire, ou de l'infiltration sanguine sous-cutanée des tissus situés au-dessus de la plaie ;

5° A lier les gros troncs artériels visibles à la période ischémique, sans se préoccuper des artères de petit ou moyen calibre ;

6° Et à ramener le membre dans une position oblique après une élévation qui variera, suivant les cas, de deux heures à huit heures.

— L'élévation du membre, comme méthode hémostatique, trouvera très fréquemment son application à la suite des hémorrhagies immédiates des membres déterminées soit par le chirurgien au moment d'une opération soit par le transmutisme de nos engins d'industrie ou de guerre.

Cette méthode doit être connue de tous les infirmiers militaires et du personnel des secours volontaires.

PARIS. — IMPRIMERIE CHAIX, SUCCURSALE DE SAINT-OUEN, 86, RUE DES ROSIERS. — 1392-2.

ASSOCIATION FRANÇAISE

POUR L'AVANCEMENT DES SCIENCES

EXTRAIT DES STATUTS ET RÈGLEMENT

STATUTS.

ART. 4. — L'Association se compose de membres fondateurs et de membres ordinaires; les uns et les autres sont admis, sur leur demande, par le Conseil.

ART. 6. — Sont membres fondateurs les personnes qui auront souscrit, à une époque quelconque, une ou plusieurs parts du capital social : ces parts sont de 500 francs.

ART. 7. — Tous les membres jouissent des mêmes droits. Toutefois, les noms des membres fondateurs figurent perpétuellement en tête des listes alphabétiques, et les membres reçoivent gratuitement, pendant toute leur vie, autant d'exemplaires des publications de l'Association qu'ils ont souscrit de parts du capital social.

RÈGLEMENT.

ART. 1er. — Le taux de la cotisation annuelle des membres non fondateurs est fixé à 20 francs.

ART. 2. — Tout membre a le droit de racheter ses cotisations à venir en versant, une fois pour toutes, la somme de 200 francs. Il devient ainsi membre à vie.

Les membres ayant racheté leurs cotisations pourront devenir membres fondateurs en versant une somme complémentaire de 300 francs. Il sera loisible de racheter les cotisations par deux versements annuels consécutifs de 100 francs.

La liste alphabétique des membres à vie est publiée en tête de chaque volume, immédiatement après la liste des membres fondateurs.

Les souscriptions sont reçues

Au Secrétariat, 4, rue Antoine-Dubois (Place de l'École-de-Médecine).

Les souscriptions des membres fondateurs peuvent être versées en une seule fois, ou en deux versements de chacun 250 francs.

PARIS. — IMPRIMERIE CHAIX, Succ. de Saint-Ouen, 86, rue des Rosiers.

www.ingramcontent.com/pod-product-compliance
Lightning Source LLC
LaVergne TN
LVHW021916180726
843502LV00008B/3098